LES
DIATHÈSES

ET LES

CACHEXIES
AUX EAUX DE LA BOURBOULE

SCROFULE — TUBERCULE — GOUTTE ET
RHUMATISME — DIABÈTE-SUCRÉ — DARTRES
ET SYPHILIS

Par le docteur Frédéric MORIN

(de St-Saturnin, près Clermont-Ferrand)

Médecin consultant à la Bourboule.

CLERMONT-FERRAND

IMPRIMERIE TYPOGRAPHIQUE DE A. VIGOT

14, rue de la Treille.

1879

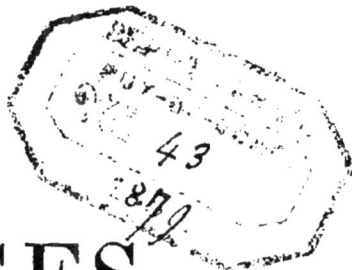

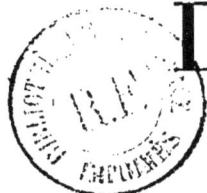

LES
DIATHÈSES

ET LES

CACHEXIES

AUX EAUX DE LA BOURBOULE

SCROFULE — TUBERCULE — GOUTTE ET
RHUMATISME — DIABÈTE-SUCRÉ — DARTRES
ET SYPHILIS

Par le docteur Frédéric MORIN

(de St-Saturnin, près Clermont-Ferrand)

Médecin consultant à la Bourboule.

CLERMONT-FERRAND

IMPRIMERIE TYPOGRAPHIQUE DE A. VIGOT

14, rue de la Treille,

1879

LES
DIATHÈSES
ET LES
CACHEXIES
AUX EAUX DE LA BOURBOULE

~~~~~~~~~~~~~~~

Deux mots sur la Bourboule qui serviront de Préface à ce petit livre.

—

Qu'était la Bourboule, il y a vingt ans ?

Un misérable et chétif hameau, bien connu, il est vrai, dans un rayon voisin par les cures merveilleuses qui s'y opéraient, mais dont la renommée ne franchissait pas encore les limites de notre département.

Qu'est la Bourboule aujourd'hui ?

Une jolie petite ville qui est en voie de devenir grande, offrant aux baigneurs et aux touristes émerveillés de splendides hôtels, meublés avec goût et d'une tenue irréprochable. A certains endroits, qui deviennent de jour en jour plus rares, on aperçoit, faisant contraste avec le luxe d'aujourd'hui, d'antiques maisonnettes aux toits de chaume, d'aspect bien pauvre au dedans comme au dehors. et qui sont là comme pour témoigner de quel humble point de départ la station a pris son essor. Elle a aujourd'hui son Casino et son théâtre; — son salon de jeux et de lecture, et son journal local. Voici deux établissements, autrefois rivaux, confondus maintenant dans l'unité de propriété et de direction, qui vont se prêter un mutuel concours. L'un est un modèle d'installation et de distribution balnéaires, l'œuvre à jamais mémorable d'un homme, ou plutôt d'une famille dont les efforts furent aussi grands que la volonté fut tenace, et dont le nom ne périra jamais tant que vivra celui de la Bourboule; j'ai nommé l'établissement Choussy.

Feu Léonce Choussy et le docteur Louis Choussy entamèrent par le fer et le feu le gigantesque rocher de granit à la base duquel émergeaient les sources; et c'est dans l'échancrure pratiquée dans la roche qu'ils se firent une place pour bâtir.

L'autre est plus au large, assis dans le milieu de la belle vallée de la Dordogne. C'est l'ouvrage de la Compagnie, et un tour de force de son architecte. En effet, M. Ledru a jeté sur la rive droite de la rivière un palais italien, où les fresques aux tons chauds, les pavés en mosaïque et les marbres scellés aux murs font de ces Thermes un monumen unique en France, et que les autres stations thermales ne peuvent que nous envier.

Toutes les ressources que l'hydro-thérapie-thermale peut mettre au service des malades, se trouvent réunies dans les deux établissements. Les bains sont pris dans d'élégants cabinets, spacieux, aérés et surtout éclairés, et dont les baignoires sont en fonte émaillée. Vestiaires, cabinets de toilette, rien n'y manque. Dans chaque cabinet se trouve, au-dessus de la baignoire, un appareil à douches. Une vaste piscine fonctionne à l'établissement Choussy, en attendant qu'il s'en construise une autre dans l'établissement nouveau. L'eau minérale est administrée en douches fines pulvérisées, sous une pression constante de trois à quatre atmosphères, et dans des salles particulières qui ne sont pas les parties les moins belles de nos établissements. Plus de cinquante appareils y fonctionnent, donnant des douches nasales pharyngiennes, oculaires et auriculaires. Il existe des salles d'inhalation de vapeurs qui sont en même temps de vraies étuves de sudation.

L'hydrothérapie froide et chaude a été installée avec un luxe véritable d'appareils à l'établissement de la Compagnie. Des doucheurs dressés à Paris font le service et pratiquent le massage. Des cabinets particuliers sont réservés pour les douches vaginales et ascendantes. Toutes les installations sont en partie double pour les deux sexes. Les buvettes seules sont communes. Celle de l'établissement Choussy demeurera longtemps comme un modèle du genre. Elle sert de salle des pas-perdus, de lieu de repos et de réunion. Ainsi donc, dès aujourd'hui, rien ne manque à la Bourboule comme outillage spécial, pas même le service des porteurs et des petites chaises fermées à vitres que nous avons empruntés au Mont-Dore, et qui ne sont pas une des choses les moins pittoresques qui frappent l'étranger arrivant dans les deux stations.

Voilà donc notre petite ville bien outillée. Si en présence d'une évolution si rapide vers le progrès on nous pose cette troisième question :

Que sera la Bourboule, un jour?

Nous n'hésitons pas à répondre : une grande ville d'eaux qui disputera à Vichy son premier rang de ville thermale. Et le siècle ne sera point fini que ce résultat ne soit atteint. En effet, si toutes les eaux thermo-minérales connues forment des groupes bien tranchés; et si, dans les groupes, le nombre des stations est assez grand pour que la clientèle se divise entre elles toutes, la Bourboule est et restera parmi les stations connues une eau minérale unique au monde, ayant un caractère tout spécial et des vertus, je dirai presque spécifiques. Je sais bien qu'on a découvert l'arsenic ailleurs

qu'ici, et je ne m'inscris pas en faux contre de semblables découvertes ; mais, tant que l'on ne nous
montrera pas une eau minérale au même degré
thermal, ayant le même aspect physique, la même
saveur et produisant les mêmes effets sur l'organisme, je répondrai : « Non, ce n'est pas encore là
l'eau de la Bourboule. » La nature l'a produite avec
des secrets de laboratoire que nous ne connaissons
point, et dans des fourneaux qui sont à des tempé-
ratures dont nous n'avons pas l'idée. Les réactions
chimiques, qui s'opèrent aux profondeurs du sol,
se font sous des pressions que MM. Raoul Pictet
et Cailletet n'ont pas même abordées quand ils ont
solidifié l'hydrogène. L'eau de la Bourboule est
donc un composé qu'aucune synthèse ne repro-
duira ; et c'est à la source même qu'il faut venir la
prendre, pour en retirer tous les effets connus. Nous
avons dès aujourd'hui de bonnes routes d'un facile
accès ; mais avant peu (la question, grâce à nos
députés, est aujourd'hui décidée), le sifflet de la
locomotive réveillera les échos de Vendeix, et le
panache de fumée remontera la Dordogne jusqu'au
Mont-Dore, qui demeurera par la force des choses
la station sœur et amie.

Avant deux ans, le chemin de fer de Tulle à
Clermont amènera sans fatigue tous les malades de
l'ouest de France, de l'Espagne ; et par Bordeaux,
ceux qui viendront d'outre-mer. Déjà les habilants
du Brésil, de la Plata, du Chili, du Pérou connais-

sent le chemin de la Bourboule. Par Clermont-
Ferrand, le nord, le centre, l'est et le midi de la
France nous enverront leurs baigneurs qui seront
enfin débarrassés des exigences et des fatigues
d'un long voyage en voiture. Mais, en attendant, il
faut nous aider à nous-mêmes, et déployer un viril
effort. Les arbres du grand parc donneront d'année
en année un ombrage plus touffu ; la nature s'em-
bellira d'elle-même. Mais les quais de la Dordogne
ne se bâtiront pas tout seuls, et les places publi-
ques, encombrées de matériaux de construction, ne
se transformeront pas d'un simple coup de baguette
en squares élégants. A l'œuvre donc la municipa-
lité, et arrière les incapables et les satisfaits ! Place
à ceux qui ont la foi vive et l'énergie nécessaires.
Qu'une bonne administration vienne maintenant
seconder la fortune qui sourit. La lutte qui a failli
coûter si cher est maintenant terminée. Il n'y a plus
qu'une grande Compagnie propriétaire des eaux
qui ne tardera pas à obtenir un périmètre de pro-
tection. Nous serons à l'abri de toute perturbation
nouvelle. La vieille eau est revenue plus que jamais abondante. Elle s'offre d'elle-même à la surface du sol par les mêmes voies qui servaient l'an
dernier à l'arracher de vive force aux entrailles de
la terre et de la profondeur des tufs où elle ache-
vait son élaboration. Elle reste identique à ce qu'elle
était, parce que vers les puits Choussy et Perrière qui
se touchaient et coiffaient le principal grifton, les

sondages n'ont traversé que des tufs imperméables, et aucune nappe d'eau étrangère n'a souillé la source-mère de son mélange. Elle est si abondante qu'on peut assurer tous les services, quel que soit le nombre des baigneurs qui arrivent. La lutte aura au moins servi à débarrasser le griffon du poids immense de 80 mètres de tufs qui gênaient son émergence et empêchaient toute l'eau d'apparaître à la surface. L'eau donc ne nous manquera pas. Médecins et malades ne manquons pas à l'eau.

De la puissance thérapeutique des Eaux de la Bourboule.

On parlait tant dans ces dernières années des cures qui s'opéraient à la Bourboule, l'affluence des baigneurs dépassait si bien tous les calculs, qu'à ce moment-là tous les incurables, tous les désespérés de l'art se décidaient à en prendre le chemin. Nous en avons vu de nombreux exemples dans notre clientèle rurale vers les années 1874,

1875, 1876. Beaucoup se rendirent à la Bourboule malgré notre avis, qui en revinrent avec l'amertume d'une déception. Il faut absolument éviter de pareils mécomptes à l'avenir; et pour cela n'envoyer jamais de malades à nos eaux thermales, toutes les fois que dans une maladie constitutionnelle ou diathésique, on est en présence de manifestations aiguës ou dont le caractère d'acuité tend, sans y toucher encore, à son déclin. C'est dans les intermissions franches des accidents diathésiques et dans la forme chronique de leurs manifestations morbides qu'il faut intervenir; et dans ces cas-là, sans peur ni faiblesse.

Il est aussi extrêmement utile que les médecins qui nous adressent des malades les fassent accompagner d'une petite note, indiquant les traitements qu'ils leur ont fait suivre, et tous les renseignements qu'ils pourraient avoir sur l'origine et le plus ou moins de chronicité des affections dont ils sont porteurs. Ces renseignements peuvent aider beaucoup dans l'institution immédiate d'un bon traitement; car il faut savoir, à certains moments, intervenir autrement qu'avec l'eau minérale; aider quelquefois à celle-ci par des moyens pharmaceutiques bien choisis; dans d'autres circonstances, faciliter l'action des médicaments spécifiques par le concours de l'eau minérale. Tout le secret des cures est dans une bonne sélection des malades et la connaissance parfaite des indications.

Ce petit travail n'a pas d'autre but que d'éclairer nos confrères éloignés de la station sur les conditions les plus favorables aux cures de la Bourboule.

Nous allons consacrer quelques lignes aux maladies, puis au remède. Le titre général que j'ai donné à cette étude dit assez à quel genre de maladies nous avons affaire, et quel champ immense nous embrassons dans ce simple énoncé.

Nous n'essaierons pas de définir les diathèses et les cachexies. Ces mots sont compris de tous les médecins, et offrent immédiatement à l'esprit, le premier : l'enchaînement des troubles fonctionnels et des lésions aussi variées dans leurs sièges que dans leurs formes, qui résultent d'une constitution morbide inhérente à l'individu ; le second : le terme presque fatal où aboutissent les premières, mauvaise manière d'être, c'est le mot, quand l'ensemble de l'organisme est profondément altéré, menacé d'une dissolution prochaine. Quelques-unes de ces interminables maladies sont traitées par des médicaments spécifiques, toutes les autres par un ensemble de moyens que l'on a appelés la *médication altérante*. De nos jours l'hydro-thérapie, et par dessus tout les Eaux minérales, sont devenues entre les mains de médecins habiles la médication la plus puissante qu'on ait pu leur opposer ; et, par ce qui précède, on comprend déjà que ce sont les *grandes diathèses* qui doivent à notre avis s'inscrire à la

Bourboule, et les grands états cachectiques que nous indiquerons plus tard.

Nous avons dit que les diathèses qui n'avaient pas de caractère spécifique étaient partout soumises à la médication altérante. Le mot est mauvais parce qu'il n'indique rien par lui-même. Si les diathèses sont des maladies constitutionnelles, des maladies de la nutrition générale, sans qu'il nous soit possible d'établir si ce sont les éléments du sang ou de la lymphe, ou les cellules constitutives de nos tissus qui sont en jeu, nous appelons, nous, *modificateurs reconstituants* les altérants connus. Le fer est modificateur reconstituant dans l'anémie et la chlorose ; le mercure et l'iode dans la syphilis ; l'arsenic dans la cachexie palustre et les dartres ; le sodium, le calcium dans la diathèse scrofuleuse, etc., etc. Comme on voit quelquefois deux diathèses associées sur le même individu, il est tout naturel d'associer entre eux les grands médicaments *modificateurs reconstituants* dans le traitement des diathèses.

Si l'avenir réserve, selon nous, une place à peu près exclusive aux *alcaloïdes végétaux* dans le traitement des maladies aiguës, inflammatoires et pyrétiques, nous sommes en revanche convaincus que les maladies chroniques trouveront toutes les ressources de leur traitement dans les richesses inépuisables de la *chimie inorganique*. Et dans cet ordre d'idées, les eaux thermo-minérales offriront sur les produits similaires des laboratoires, l'avan tage immense que la nature les a formées avec ses forces vives et créatrices, et que ces combinaisons sont analogues, et de fait plus assimilables aux organismes vivants. Aussi Gubler disait-il de ces eaux qu'elles sont minéralisées comme le sérum du sang et constituent une véritable lymphe minérale, qui sort toute formée des entrailles de la terre.

Examinons donc, au point de vue *vital* et *dynamique,* ce que sont les eaux de la Bourboule. Je ne tracerai pas les tableaux complets des différentes analyses chimiques qui en ont été faites ; qu'il nous suffise de savoir et de retenir les faits suivants : L'eau devant être refroidie avant d'être employée, soit en boissons, soit en bains, et demeurant plus ou moins longtemps dans des réservoirs, on peut passer sous silence l'acide carbonique libre qui s'est échappé. L'eau prise aux baignoires ou à la buvette donne, après évaporation, 5 à 6 grammes de sels, résidu solide. Traité par un acide supérieur, ce résidu donne une légère effervescence qui indique les bicarbonates alcalins, et l'analyse démontre qu'il y a 2 grammes de *bicarbonate de soude* et 3 grammes de *chlorure de sodium.* Quant à l'*arsenic,* on trouve constamment *sa combinaison* à la dose de plus *d'un centigramme et demi.* Et l'on ne s'intoxique pas à la Bourboule pour boire un litre d'eau pendant vingt jours, surtout si l'on peut prendre de l'exercice. L'eau est plus ou moins facilement digérée selon les aptitudes ; mais les effets délétères de l'arsenic ne s'y produisent pas, l'action est curative. Voilà le fait. On peut dire qu'on a là un groupement de substances chimiques qui se prêtent un mutuel concours. Rien de plus, rien de moins, mais c'est déjà beaucoup pour la sécurité des malades et des médecins.

Or, on guérissait à la Bourboule les maladies scrofuleuses bien avant que l'on sût ce qu'elles renfermaient de sels alcalins et terreux ; il y avait une source dite des fièvres, qui coupait les manifestations de la malaria les plus rebelles et relevait les organismes atteints de la cachexie palustre, sans que l'on soupçonnât que le chlorure de sodium et l'arsenic étaient les agents d'un secours si inattendu ; quelques autres malades, qui se voyaient maigrir rapidement et qui éprouvaient des démangeaisons furieuses à la peau, venaient boire à la Bourboule et s'en trouvaient fort bien. Leur grande soif se calmait vîte, l'appétit et l'embonpoint revenaient, et pourtant on ne savait pas encore que le bicarbonate de soude, spécifique du diabète, se trouvait associé dans l'eau avec l'arséniate de soude et le chlorure de sodium. Les faits cliniques avaient donc devancé l'analyse chimique ; et, ce fut très-heureux que les découvertes de l'une fussent en entière harmonie avec les vérités proclamées par les autres. En présence de faits thérapeutiques acquis par une longue expérience, essayons de donner l'explication des phénomènes.

Si on nous demande à quel élément il faut attribuer le plus d'action dans les eaux de la Bourboule, je serai fort embarrassé entre l'arsenic d'un côté, le chlorure de sodium de l'autre. Il vaudrait mieux dire : Ne divisons pas ce que la nature a si bien associé, et ne voyons qu'un tout synthétique, une synergie d'éléments qui, dissociés, n'agiraient plus de même.

Mais ici la physiologie vient à notre secours. Elle nous a appris que le sel marin jouait un rôle de la plus haute importance dans la *nutrition générale* de nos tissus. Qui ne sait que sans lui la fibrine, l'albumine et tous les principaux éléments constitutifs du sang et des tissus, se solidifieraient et ne seraient plus aptes aux échanges continuels qui sont la loi suprême de la vie? Que l'on mette des globules sanguins dans une solution d'albumine pure, ils s'y dissoudront comme dans l'eau distillée. Ajoutez à la solution un centième seulement de sel de cuisine, et les globules s'y conserveront sans altération. Supprimez le sel dans l'alimentation d'un individu, il deviendra pâle, anémique, œdemateux. Forcez en sel, au contraire, et vous ne tarderez pas à pousser au *tempérament sanguin*. Les éleveurs le savent bien. En salant leurs bêtes, ils comptant bien élever à la plus haute puissance les phénomènes de la *nutrition générale*.

Le sang chloruré absorbe beaucoup plus d'oxygène, et, sous cette influence, les actes physico-chimiques de la nutrition intime des tissus atteignent leur maximum d'intensité. Aussi retrouve-t-on dans les produits de l'expulsion excrétoire des reins, de la peau et du poumon, les principes azotés de la nutrition regressive, notablement augmentés.

Quant à l'arsenic, son mode d'action n'est pas si bien connu. Les Académiciens ont discuté longtemps et ne se sont point mis d'accord. Heureusement qu'ils ont été unanimes sur le point capital des propriétés thérapeutiques incontestables de cette substance. Et que nous importe le reste? Sait-on comment agit le sulfate de quinine et ne s'en contente-t-on pas en coupant, grâce à lui, la fièvre? Quand Boudin, le plus infatigable, le plus laborieux des médecins militaires, remettait l'arsenic en honneur dans le traitement des fièvres rebelles au quinquina, il y avait à la Bourboule une source arsénicale des fièvres, qui jouissait dans le pays d'une grande réputation, sans que l'on sût qu'elle renfermât de l'arsenic. Elle coupait les fièvres, c'est tout ce qu'on attendait d'elle.

Quand Thénard découvrit l'arsenic au Mont-Dore et à la Bourboule, frappé des admirables propriétés curatives de ces eaux, n'écrivait-il pas : « On ne saurait mettre en doute que ce ne soit à la présence de l'arsenic que doit être attribuée leur puissante action sur l'économie animale ! » Quoiqu'il en soit, tout le monde aujourd'hui tombe d'accord que l'arsenic est un *médicament reconstituant* au premier chef, qu'il soit ou non médicament d'épargne ou médicament tonifiant, qu'il agisse par action directe sur les globules sanguins, ou par action réflexe sédative sur les mouvements respiratoires. Son action est incontestable et incontestée sur la dyspnée catarrhale, l'asthme, la phthisie, et comme ces maladies dépendent souvent des diathèses herpétique et scrofuleuse, il est logique d'admettre qu'il doit agir sur toutes les manifestations de ces diathèses, dont il doit attaquer le principe dans l'intimité et la profondeur de l'organisme. On sait aussi que l'arsenic s'élimine par la peau et il est bien rationnel de rechercher dans les modifications que ce phénomène doit apporter dans la vitalité de cet organe, l'explication de l'action si intensive de ce remède sur les *manifestations cutanées* de l'*herpetisme* et de la *scrofule*.

Enfin, par le bicarbonate de soude, que nous trouvons en proportion si remarquable, les eaux de la Bourboule peuvent être opposées avec avantage au diabète sucré ; et nous avons tout lieu de croire qu'elles agissent d'une façon d'autant plus efficace que l'association du sel alcalin avec l'arsenic a déjà donné de splendides résultats. Jaccoud affirme que dans bon nombre de cas où la strychnine et le traitement ordinaire avaient échoué entre ses mains, il avait réussi avec l'acide arsénieux. « Je n'ai pas encore soumis à cette médication des diabétiques

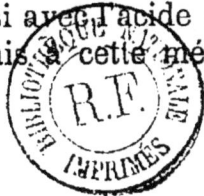

arrivés à la période consomptive, mais j'ai déjà guéri bien des diabétique gras par l'acide arsénieux et un régime convenable. »

De tout ce qui précède, nous sommes en droit de conclure que les eaux de la Bourboule constituent :

1° Une médication reconstituante des plus énergiques, applicable à tous les états où l'atonie générale des grandes fonctions de nutrition prédomine ;

2° Une médication modificatrice par excellence de tous les modes vicieux de nutrition générale qui constituent les diathèses ;

3° Une médication curatrice de certaines affections, dont l'*arsenic* paraît être, sinon le spécifique, du moins le correctif le plus héroïque que l'on ait découvert jusqu'ici ; et, pour la nomenclature, nous dirons que les eaux de la Bourboule sont :

« Eaux thermales arsénicales, chlorurées sodiques, bicarbonatées sodiques, alcalines. »

Dans l'édition de 1867 de l'excellent *Dictionnaire de thérapeutique*, de Bouchut et Desprez, nous trouvons ce qui suit à l'article *la Bourboule* :

« Eau minérale chlorurée sodique, arsénicale de 52°, employée en boissons et en bains, à faible dose contre les dyspepsies, à dose plus forte contre les fièvres intermittentes rebelles, dans les affectious cutanées et les affections scrofuleuses des os. » L'article n'est pas long, et c'est peut-être, avec quelques additions légères, la définition la plus vraie des eaux de la Bourboule. Voici douze ans que le dictionnaire est édité. Feuilletez-le à l'article herpétisme, scrofule, fièvre intermittente, à toutes les affections cutanées, et vous ne verrez nulle part citer les eaux de la Bourboule. C'est qu'à cette époque commençaient seulement les expériences de l'eau minérale aux hôpitaux de Paris, et l'heure où le docteur L. Choussy allait bientôt quitter les bancs de l'Ecole.

A partir de ce moment, commença la fortune de la Bourboule, et cette ère de prospérité qui durera aussi longtemps qu'il y aura des malades à guérir.

DES GRANDES DIATHÈSES

—

Il y en a cinq, que j'appelle les grandes diathèses parce qu'elles dominent la pathologie des maladies chroniques. Ce sont la scrofule, la goutte et le rhumatisme, confondus par beaucoup d'auteurs en une diathèse unique l'arthritis, l'herpetisme et la syphylis.

Le médecin doit s'occuper formellement de ces cinq diathèses, parce qu'il peut les guérir, tout au moins les modifier assez profondément pour les empêcher d'aboutir aux catastrophes finales de la cachexie, et mettre la descendance de celui qui en est porteur à l'abri d'une prédisposition fatale aux atteintes de diathèses nouvelles, qui, une fois constituées, sont incurables. Pidoux considère l'herpétisme comme étant déjà une dégradation des autres grandes diathèses qu'il n'admet qu'au nombre de trois, sous le nom de maladies capitales, la scrofule, l'arthritis, la syphilis. L'herpétisme est pour lui l'anneau intermédiaire d'une chaîne de maladies qui, partant des trois maladies capitales citées plus haut, aboutissent à ce qu'il appelle les maladies finales organiques, types de dégradation, de misère organique, phthisie, cancer, dégénérescences de toute espèce, etc. Cette théorie séduisante ne renferme qu'un fait bien prouvé, mais il est grave, et encore faut-il lui donner une autre interprétation que celle de l'auteur. Non, les diathèses ne se transforment pas l'une dans l'autre, ni directement ni par l'hérédité. Abandonnées à elles-mêmes, elles mènent trop souvent l'individu qu'elles possèdent à la cachexie, et créent dans sa descendance un *état général* fâcheux de *prédisposition* et d'*accessibilité* aux causes générales et accidentelles qui font éclore de nouvelles diathèses encore plus graves. Ces dernières pourraient s'appeler diathèses ultimes du tubercule et du cancer, véritable dégénération de l'espèce et qui sont peut-être le procédé qu'emploie la nature pour arriver à l'extinction nécessaire des individus dégénérés et assurer par là la conservation et le maintien des types primitifs. Aussi bien voici trois cas qui ont leur éloquence et sont une preuve incontestable du fait clinique que nous avançons. Il s'agit de trois jeunes garçons, âgés tous trois de douze ans, et qui sont morts l'an dernier, à quelques mois de distance de méningite tuberculeuse aiguë, manifestation dernière et suprême assaut d'un mal latent, peu défini jusque-là, et qui n'en tenait pas moins depuis longtemps ces jeunes organisations sous sa puissance.

L'un, issu de parents goutteux, élevé sans doute, vu sa position de fortune, dans d'excellentes conditions hygiéniques, est brusquement atteint au poignet et au genou droit de symptômes inflammatoires et douloureux que l'on considère naturellement comme *arthritiques*. L'articulation du poignet suppure. (Il est bien rare de voir les affections arthritiques suppurer.) Un chirurgien de Paris, consulté, adresse l'enfant aux eaux thermales, selon nous, bien mal à propos. S'il y avait indication pour le poignet, la contre indication était formelle pour le genou, affectée d'arthrite non suppurée encore, mais en état de sub-acuité fort dangereux à éveiller. Aussi le traitement thermal précipite l'évolution de la maladie, toute la cuisse gonfle, l'articulation coxo-fémorale est le siège d'une arthrite suraiguë, tout l'os iliaque participe à cette scène inflammatoire, sous l'œil impassible d'un homme de l'art, qui voit là l'*arthritisme* et n'en démord pas. — L'enfant, rentré chez lui et soigné par des chirurgiens habiles, succombait bientôt après à une *méningite tuberculeuse aiguë*, ainsi que je l'avais fait craindre au père, mon ami aujourd'hui. Je ne vis le mal de l'enfant que peu de temps avant son départ de la station, mais à la vue du poignet ulcéré, largement ouvert, sans bourgeons, un aspect lie de vin, un pus mal lié avec grumeaux, que n'avait-on diagnostiqué depuis longtemps une *affection tuburculeuse des os ?*

L'autre enfant de douze ans est issu d'un père, mort depuis sa naissance de cachexie alcoolique. A deux reprises je lui ai donné des soins dans son village, pour deux bronchites dont l'évolution n'a jamais été bien franche. Au mois de mai 1878, il est pris des symptômes d'une méningite suraiguë.

Je lutte sans espoir contre le mal ; l'enfant vit vingt-quatre jours encore, et succombe avec des accidents tuberculeux manifestes vers le ponmon, le péritoine et les méninges.

Le troisième a encore douze ans. Issu d'un père et d'une mère bien portants, il est élevé dans de mauvaises conditions d'habitation et de nourriture. Il boit trop de vin et mange peu et mal. Après des accidents de carreau que je réussis à guérir en apparence, l'enfant fut enlevé par une méniugite tuberculeuse aiguë. Et voilà pourquoi la tuberculose n'a point figuré en tête de ce chapitre, au nombre des grandes diathèses. Et cependant nous lui ferons l'honneur d'un chapitre à part et nous dirons pourquoi et dans quelles conditions elle peut être considérée comme une diathèse particulière elle aussi, mais avec ce triste privilège d'être *absclument incurable quand elle est généralisée*. Ce point de doctrine établi, examinons maintenant chaque diathèse en particulier, et disons sincèrement celles qui, à notre humble avis, peuvent guérir à la Bourboule, et celles que nous croyons devoir peu s'y modifier.

LA SCROFULE

—

Cette grande diathèse n'est ni spécifique, ni virulente ; elle a les plus grandes analogies avec la syphilis, diathèse spécifique et inoculable. Comme dans la syphilis, on peut décrire trois degrés dans cette maladie constitutionnelle. Le premier : scrofule primitive ou latente, se trouve constitué par

cet état général de l'individu qu'on appelle lymphatique et auquel on a donné le nom de *lymphatisme*.

Un visage pâle, à la peau fine, blanche et mate,
aux bords ciliaires rouges, encroûtés; les lèvres
fortes, la supérieure volumineuse et saillante, et
comme hypertrophiée, une facilité grande à s'en-
rhumer, à avoir des gourmes, voilà les caractères
de l'enfant lymphatique, prêt à devenir scrofuleux;
ou bien encore le scrofuleux à l'état latent ou au
premier degré.

Que sous l'influence de causes irritatives banales,
nous voyons survenir chez cet individu, à la peau
du visage et du corps, de l'eczéma, de l'impetigo,
du lichen, du lupus; aux muqueuses des blépharites,
des conjonctivites, des otorrhées, des bronchites et
des diarrhées catarrhales; que, consécutivement à
ces lésions, surviennent des engorgements glandu-
laires au cou, au voisinage des bronches, au mé-
sentère, nous aurons là le scrofuleux type, celui
que *la Bourboule réclame impérieusement* et à
qui la station promet une guérison certaine. Mais
ce sera pourtant à certaines conditions. La première
de boire son eau très-exactement, rester aussi longtemps que le médecin jugera convenable; et une
fois parti, continuer le traitement qu'on lui indi-
quera; poursuivre sa cure avec ténacité, en attendant le retour d'une saison prochaine.

Dans toutes ces maladies diathésiques, scrofule

ou dartre, l'eau de la Bourboule est la *dominante du traitement*; c'est elle qui nettoie le terrain, le prépare et l'amende, et favorise l'action des médications secondaires qui constituent la *variante* thérapeutique. On comprend fort bien que les remèdes locaux ne sauraient être les mêmes pour une conjonctivité scrofuleuse, une blépharite, une otorrhée et un engorgement utérin. Voilà pourquoi nous disions au commencement de ce travail : qu'il faut savoir, dans certaines circonstances, aider à l'action curative des eaux par l'emploi méthodique et raisonné de certains médicaments appropriés.

Quant aux accidents graves de la scrofule, qu'on a appelés tertiaires, ce sont ceux qui attaquent les os et les articulations, et qui sont caractérisés par la *génération des tubercules scrofuleux*, produit nouveau dû à la métamorphose régressive des éléments fibro-plastiques déposés dans les tissus par des poussées inflammatoires. Ce tubercule scrofuleux a ceci de remarquable : c'est qu'il n'éclate jamais d'emblée et succède toujours à des phlegmasies ou des fluxions antérieures si bien que l'on peut presque établir cet axiome : « Que les scrofulides secondaires ont précédé plus ou moins longtemps l'éclosion du tubercule. »

L'accident tertiaire scrofuleux qu'on observe le plus souvent, et celui qui frappe le plus le médecin, c'est sans contredit : *le tubercule des os*, que l'on rencontre à l'état de tubercules enkystés et infiltrés.

Les tubercules enkystés prennent peu à peu la place de l'os qu'ils détruisent ; l'os se tuméfie, et des abcès sous-périostiques ne tardent pas à s'ouvrir, formant des abcès sous-cutanés, si l'os est superficiel ; des abcès par congestion ou migrateurs, si l'os est profond. Ces abcès sont en général lents à se produire, et forment la majeurs partie des abcès froids. Ils entraînent à leur suite l'ostéite, la carie et la nécrose des os. S'ils touchent aux articulations, voilà la tumeur blanche créée ; s'ils siègent aux vertèbres, voilà le mal de Pott établi ; s'ils attaquent les os courts, comptez sur des abcès chroniques ossifluents de la carie ; et, s'ils occupent les doigts, sur ces tumeurs si singulières qu'on appelle le spina ventosa. Tous ces accidents tertiaires peuvent se produire de deux façons : ou bien d'une façon aiguë, ou bien avec une marche chronique. Si les accidents sont aigus, il faut s'abstenir de l'eau minérale, surtout pour les lésions graves qui touchent aux os et aux articulations. Dans ces cas-là, rien ne remplace la grande loi chirurgicale du repos absolu de l'organe enflammé, comme le premier remède et le plus puissant antiphlogistique à appliquer. Mais quand la période d'acuité est passée, que l'éréthisme inflammatoire est éteint, qu'il n'y a plus de fièvre ni de douleurs aiguës, que la suppuration s'est produite et traîne en longueur, entretenue par des caries ou des nécroses, avec un caractère de chronicité et d'abondance, qui menace d'entraîner l'organisme ruiné de toutes parts vers la cachexie ; alors, qu'on n'hésite plus, qu'on envoie ces malades-là à la Bourboule, *le plus grand nombre y guérira.* Quand à ceux qui toucheraient déjà à la cachexie, on peut compter prolonger leur existence, en améliorant une situation qui semblait désespérée. Nous avons vu, l'an dernier, se confirmer la cure d'un mal de Pott qui avait donné quatre énormes abcès par congestion; et, il nous souvient d'un pauvre enfant de cinq ans, sur lequel nous comptâmes cinquante-deux ouvertures fistuleuses d'abcès ossifluents. Aucun os du squelette n'était épargné, à l'exception de ceux du crâne. La cachexie était profonde, ce qui n'empêcha pas l'enfant de repartir dans un état d'amélioration telle, que j'eus un grand regret qu'on ne l'eût pas conduit plus tôt. Dans tous les cas de scrofule tertiaire, nous faisons absorber autant d'eau qu'on peut en boire sans danger, et des quantités assez considérables de phosphate de chaux avec l'eau minérale.

DE LA TUBERCULOSE ET DE LA PHTHYSIE PULMONAIRE.

—

Le tubercule est-il un? Le microscope répond oui ; la clinique dit : non. Il y a, nous venons de le voir, un tubercule scrofuleux qui attaque les os ; appelle-t-on le sujet qui les porte, tuberculeux? Non, mais lymphatique ou scrofuleux presque toujours. Qu'entend-on alors par tuberculose ou tuberculeux? C'est à la clinique de répondre. Voici un homme qui jusqu'à sa puberté a eu les apparences d'une santé parfaite. Tout à coup il tousse, prend la fièvre, et après un temps plus ou moins long, crache positivement une partie de ses poumons, est miné par la fièvre hectique et meurt dans l'amaigrissement le plus complet auquel un être vivant puisse être réduit. Quelquefois les accidents marchent avec une rapidité telle, que la maladie est souvent confondue dans sa première période avec la fièvre typhoïde. Mais en général la marche est beaucoup plus lente et offre un type que tout le monde connaît bien sous le nom de phthisie pulmonaire.

Si on a donné un nom particulier à cette manifestation du tubercule, proclamé identique à celui que la scrofule a produit, c'est qu'il y avait une nécessité réelle ; car le développemeut, la marche des accidents ne sont plus les mêmes ; il y a changement de tableau complet dans la symptomatologie, et tout le monde est d'accord pour décrire comme maladie spéciale le tuberculose pulmonaire, parce que c'est sur le poumon et l'appareil respiratoire tout entier que le tubercule a fixé son lieu d'élection. Qu'on n'aille pas croire que la tuberculisation générale ne puisse quelquefois l'accompagner : mais enfin le cas le plus fréquent, c'est que la maladie s'épuise sur le poumon ; d'où est venu le nom de poitrinaire, mot expressif, qui donne au moins lettré le sens et l'idée de la maladie. On peut d'autant mieux lui faire une place à part, que, par le temps qui court, elle est devenue si fréquente et enlève un si grand nombre de malades dans les villes, que dans un mémoire que j'adressai à l'Académie, il y a deux ans, sur sa curabilité par la diète lacto-phosphatée, je l'appelai le *choléra permanent de notre époque*.

Le Mont-Dore, les Eaux-Bonnes se sont partagé longtemps le traitement de cette redoutable maladie. M. Richelot, le médecin inspecteur du Mont-Dore, met sur le compte de l'arsenic les succès qu'il enregistre, et dénie à la Bourboule la même action curative, parce que, dit-il, si vous avez dix fois plus d'arsenic qu'au Mont-Dore, vous en avez par le fait beaucoup moins, le chlorure de sodium annulant l'action de l'arsenic. Je professe la plus grande estime pour M. Richelot et les confrères qui l'ont suivi dans cette voie, mais je professe aussi que sa théorie est fort singulière, pour ne pas dire bâtie en l'air, au soutien d'une cause qu'il n'avait pas besoin de défendre. Je vous accorde ceci, consultant les faits : c'est que vous avez au Mont-Dore *un merveilleux outillage* de vapeurs, de bonnes eaux salines reconstituantes, une atmosphère très-pure, où vos malades peuvent faire une bonne diète respiratoire. Je sais aussi, Mascarel et Boudant le proclament, que l'effet dynamique de vos eaux est remarquable. Elles sont toniques, sédatives anti-fébriles, décongestionnant le poumon, calment et diminuent l'hémopysie que provoquent au contraire les Eaux-Bonnes et autres eaux sulfureuses. Tous les phthisiques purs se trouvent donc bien au Mont-Dore; mais si on vous fait la part très-large, ne nous refusez pas obstinément les phthisiques dont le terrain est semé de manifestations strumeuses ou herpétiques. J'ai deux confrères au Mont-Dore, qui sont mes bons amis, qui n'hésitèrent pas à envoyer *boire* à la Bourboule une femme que je leur adressai avec des symptômes non équivoques de phthisie au second degré, manifestée à la suite d'un accouchement et d'une colliquation purulente du sein gauche, amenée par les premières tentatives de l'allaitement. Avec des apparences de santé superbe et de riches couleurs au visage, cette jeune femme était lymphatico-strumeuse. Une chaîne de ganglions hypertrophiés suivait le cou et pénétrait sous la clavicule. La Bourboule a guéri cette femme, qui se porte très-bien aujourd'hui. Qu'il me soit permis de rappeler au souvenir de M. Richelot, qui niait devant M. Bucquoy de Paris l'efficacité de la Bourboule dans le traitement de la phthisie, que l'honorable professeur lui cita en ma présence le fait d'un jeune homme phthisique, présentant des engorgements viscéraux énormes, et qui avait trouvé dans une première saison à la Bourboule une amélioration telle que la guérison s'en suivît. Citerai-je l'opinion du docteur Burgraeve et de son école qui, faisant dériver tous les produits pathologiques des lencocythes, selon la théorie de Konheim, et voulant que la chloro-anémie et la leucocythémie prédisposent au tubercule ou phtisiose, recommandent d'une façon catégorique les *eaux minérales salines et arseniatées* de la Bourboule, comme très-efficaces dans la phthisie débutante?

Nous n'en réclamons pas tant. Qu'on nous envoie sans crainte à la Bourboule tout phthisique qui offre en même temps des signes de lymphatisme exagéré, des adénites concommittantes, ou dont les antécédents auraient été franchement dartreux, et sur tous ces malades les eaux agiront d'une manière efficace.

II. DIATHÈSES

RHUMATISMALE ET GOUTTEUSE.

ARTHRITIS de certains Auteurs.

—

Malgré l'opinion de Pidoux, qui réunit ces deux diathèses pour en faire une ses trois grandes maladies chroniques capitales, sous le nom d'arthritisme; malgré l'opinion de Bazin, qui les réunit ensemble sous le nom d'arthritis et en fait une de ses sept maladies constitutionnelles, l'observation directe tend de jour en jour à séparer ces deux espèces morbides. L'une est toujours caractérisée par la gravelle, les dépôts tophacés et la présence dans le sang d'un excès d'urée. L'acide urique irrite les tissus blancs, les enflamme, les tuméfie et produit le gonflement des articulations avec ou sans dépôt. — Le rhumatisme, lui, est caractérisé à l'état aigu par un excès de fibrine dans le sang, il attaque également les tissus fibro-séreux articulaires ou viscéraux; mais ses dépôts sont toujours fibro-plastiques; et, s'il produit comme la goutte la gêne, voire même la soudure des articulations, s'il enflamme jusqu'aux tendons et aux névrilèmes, d'où les douleurs névralgiques violentes qui les accompagnent, on ne constate jamais les dépôts calcaires de la première.

Il y a tant d'eaux thermales qui guérissent le rhumatisme *à frigore*, Saint-Nectaire, Royat, Châteauneuf, Néris, que la Bourboule ne revendique pas pour elle seule le traitement du rhumatisme, pas plus que celui de la gravelle, qu'elle abandonne à Contrexeville et à Vichy. Mais je recommande la visite de la station aux rhumatisants à forme arthritique qui voient bon nombre de leurs articulations perclues, avec engorgement des synoviales et rétraction des tendons fléchisseurs. Des douches à température élevée, des bains de vapeur, du massage bien fait, voilà le traitement qui doit triompher de ces arthropathies tenaces. Comme depuis quelque temps on a employé avec succès le traitement arsénical contre le *rhumatisme noueux*, plusieurs cas ont été traités à la Bourboule. On a publié quelques succès. Comme la maladie est longue et tenace de sa nature, en raison du long temps qu'elle a mis à s'installer, on ne saurait se prévaloir de quelques améliorations légères à la suite d'une saison. Nous sommes convaincus qu'il faut au moins quatre saisons consécutives pour avoir des succès définitifs, et les malades ne devraient pas se décourager après la première et la deuxième années.

DIATHÈSES

GLYCOSURIQUE. — ALBUMINURIQUE.

—

Quoi de plus voisin, d'analogue, que la goutte et le diabète, qui parfois se remplacent? Là excès d'urée dans le sang, ici excès de sucre ; et souvent dans le diabète l'excès de sucre s'accompagne d'un excès d'élimination de l'urée. Autrefois Vichy et Vals se partageaient exclusivement le traitement des diabétiques. La Bourboule en a sa part dès aujourd'hui et en revendique une part encore plus grande. Pour ne pas répéter les considérations générales dans lesquelles nous sommes entrés plus

haut, nous nous contenterons de dire que le diabète sucré s'accommode facilement des eaux de la
Bourboule, qu'elles contiennent le bicarbonate de
soude en assez grande quantité pour arrêter ou di-
minuer la production du sucre, et que les éléments
réparateurs qu'elles renferment à côté empêchent
la production des accidents déterminés par une sa-
turation alcaline, et relèvent la nutrition en pous-
sant à la régénération des éléments cellulaires constitutifs du sang, et produisant l'épargne par le
ralentissement des phénomènes de l'oxydation organique. On peut, en tout cas et en toute sécurité,
adresser à la Bourboule tous les diabétiques mai-
gres et anémiés, tous ceux sur lesquels Vals et
Vichy auront épuisé leur action curatrice.

Avant de clore ce chapitre, nous dirons deux
mots de la diathèse albuminurique : Un régime
fortement salin est nécessaire, puisque le sang,
privé de ses éléments protéiniques, tourne positivement en eau; et les arséniates ont donné jusqu'ici quelques bons résultats dans cette forme
d'hydroémie qui l'accompage. Régime salin, arsenic et diète lactée, nous ont donné dans notre
clientèle privée de si beaux succès, que nous
n'attendons plus qu'un cas nouveau pour l'emme-
ner avec nous en toute sécurité à la Bourboule, où
nous pourrons facilement lui appliquer d'un même
coup les trois grandes formules du traitement.

III. LES DARTRES. — L'HERPETISME

—

Cette grande diathèse, comme la scrofule, n'est point inoculable ; et, comme elle, se fait remarquer par la variété infinie de ses lésions et la diversité des sièges qu'elles occupent.   .

Toutes les maladies de peau qui ne proviennent pas directement de la scrofule, de la syphilis et des empoisonnements divers, sont *dartres ;* et c'est à cette grande classe de maladies cutanées que s'adresse particulièrement la cure par *l'arsenic.* Héréditaire ou acquis, l'herpétisme offre dans ses manifestations des caractères particuliers qui en révèlent la nature et les font immédiatement reconnaître.

Pendant longtemps les manifestations herpétiques sont cutanées, et se font remarquer par la symétrie des éruptions, leur marche extensive et irrégulière, leurs récidives fréquentes, leur superficialité à la peau, leur disparition sans cicatrices

durables. Ces caractères les séparent franchement
des scrofulides, avec leur coloration violacée, le
gonflement du tissu cellulaire sous-jacent et péri-
phérique, la marche excessivement lente, l'absence
de réaction inflammatoire trop prononcée, la disparition suivie de cicatrices inégales, reticulées
indélébiles. Ces caractères si tranchés entre les
scrofulides et les herpétides ont été tracés par
Hardy, qui dans sa belle classification naturelle des
maladies de peau, ne mentionne nulle part les
arthritides créées par Bazin; et, il faut bien dire
que la plupart des médecins spécialistes ne les ad-
mettent pas. Nous n'y croyons pas non plus, trou-
vant trop subtil ce qui a été écrit là-dessus et
envisageons la chose de la façon suivante. Comme
il peut arriver que deux maladies diathésiques se
développent sur le même individu, il n'y a rien
d'étonnant qu'elles exercent une inflnence réci-
proque sur leurs manifestations.

L'herpétisme, chez un goutteux, peut voir ses
dartres recevoir une forme spéciale, une physio-
nomie nouvelle, parce qu'elles éclosent sur un terrain goutteux. Quant au rhumatisme, les affections
cutanées qu'il produit s'épanouissent toujours dans
la période aiguë, et sont accompagnées de fièvre.
Elles ne sauraient être confondues avec la dartre.
Quant aux goutteux, j'en ai observé quelques types
bien complets, offrant des alternances de gravelle
et de franches attaques de goutte. Je n'en ai vu

qu'un seul qui avait de l'eczéma, lequel ne présentait rien de particulier. Mais il me déclara que douze ans auparavant, avant sa première attaque de goutte, il avait eu une semblable éruption. C'était pour moi un herpétique devenu goutteux et voilà tout.

Quoi qu'il en soit, la diathése herpétiqué a ceci de particulier, c'est que : *Ses manifestations morbides affectant en général l'appareil cutané sous le nom de dartres, migrent avec une grande facilité d'un point à un autre de la peau, et de la peau aux muqueuses, engendrant des angines, de l'emphyseme, de l'asthme, de la gastralgie, de la dyspepsie, de la diarrhée, du flux vaginal et même du catarrhe de la vessie.* (Observation très-complète du Dr Emile Bégin.)

Toutes ces manifestations, internes, externes, ont ceci de remarquable, qu'elles s'amendent quelquefois par l'emploi des *sulfureux*, guérissent par les *arsénicaux*, et sont exaspérées souvent par les *alcalins*. Il est donc de la plus haute importance de faire ici un diagnostic de précision. Que de dyspeptiques envoyés à Vals, à Pougues, à Vichy, qui, sentant leur mal exaspéré par l'eau alcaline, devraient nous être adressés à la Bourboule! Et que nous avions raison de rapporter la définition si courte, mais si vraie, que Bouchut a donnée des eaux de la Bourboule, quand il les recommande dans certaines formes de dyspepsie!

Mais il importe de rappeler que l'herpétisme
constitue un état difficile à guérir ; et beaucoup de
vieux médecins redoutent encore la répercussion
des dartres. Cela pouvait être à craindre en effet,
lorsqu'on soignait les dartres par des médicaments
topiques ; mais aujourd'hui que l'on emploie des
moyens généraux pour combattre la diathèse dont
elles dépendent, on doit toujours débarrasser les
herpétiques d'affections souvent longues, répu-
gnantes quelquefois et gênantes toujours, sans
crainte de repercussions qui n'arriveront plus, si
la médication générale est instituée de bonne heure
et longtemps soutenue. C'est le cas d'une jeune fille
que j'ai soignée, il y a quatre ans, dans ma clientèle rurale. Parfaitement réglée depuis un an, de
forte constitution, elle fut prise d'une bronchite
capillaire intense simulant une véritable attaque
d'asthme, n'eût été la durée de la maladie, qui ne
cédait qu'au bout de huit jours. La mère me racon-
tait que depuis quelques années sa fille s'enrhu-
mait facilement, mais jamais crise n'avait été si
violente. Les accidents aigus dissipés, je mis la
jeune fille à l'usage de l'arsenic. Deux mois après,
elle venait à mon cabinet pour une éruption symé-
trique d'eczéma, occupant les deux creux poplités.
Et l'eczéma l'inquiétait beaucoup plus que l'asthme !
En dix jours je fis disparaître la dartre et prescrivis encore la médication arsénicale, sous forme
d'eau de la Bourboule prise en boisson. Le traitement dura six mois ; et, depuis ce temps aucun

accident nouveau ne s'est reproduit ni sur la peau, ni sur les bronches, et plus de trois ans se sont écoulés !

De toutes les dartres, la plus rebelle, la plus affligeante par son envahissement, c'est bien le psoriasis. Autant le psoriasis syphilitique, nié à tort par quelques dermatologistes, est facilement curable, autant le psoriasis dartreux est souvent l'opprobre de la thérapeutique. A un moment, on a cru avoir trouvé un spécifique dans les eaux de la Bourboule. On peut lire à ce sujet le livre si intéressant du docteur Choussy, où il parle sans déguisement des phases alternatives par où l'on a passé dans le traitement de la dartre rebelle. Il y a eu dans le temps des succès incontestables et permanents. Espérons que nous en aurons encore, maintenant que les eaux ne sont plus violentées, et qu'elles reviendront d'elles-mêmes à la surface, amenant de nouveau leurs dépôts limoneux. Je n'ai point hésité, dans la cure de cette dartre, à précipiter l'action de l'eau minérale par des médications externes appropriées. Si vers le milieu de sa cure, le psoriasique voit son mal s'amender, la joie qu'il en éprouve n'est pas un médiocre secours pour l'achèvement de sa guérison. Toutes les dartres sont donc justiciables des eaux de la Bourboule, qui constituent à leur endroit une médication vraiment spécifique.

LA SYPHILIS

Durant la période de dix années que nous avons passées au service militaire, nous avons eu l'occasion d'étudier de nombreux cas de syphilis, à Strasbourg, à Paris, et plus tard dans la population civile d'un port de mer d'Italie que notre armée occupait. En fait de doctrine, nous appartenons tout entier à la jeune école dont Alfred Fournier est aujourd'hui à Paris le maître incontesté. Nous recommandons donc la lecture attentive de ce chapitre aux médecins de ville, qui s'occupent plus particulièrement de maladies vénériennes.

En 1871, quelque temps après la démission de mon grade et mon établissement dans la petite ville voisine de Saint-Saturnin, que j'habite aujourd'hui, je fus appelé près d'une malade âgée de cinquante-six ans, qui avait un lupus au visage entamant les aîles du nez, et tous les symptômes d'un ramollissement tuberculeux au sommet des deux poumons. L'appareil fébrile était intense, l'état général mauvais, les conditions hygiéniques

pires; je crus à une manifestation scrofuleuse tertiaire. Quelqu'un des assistants qui me recondui-
sait, me mit au courant de la légèreté de conduite
qu'avait tenue autrefois cette femme. Dirigeant le
lendemain mon investigation du côté d'accidents
syphilitiques tardifs, je ne tardai pas à en reconnaître dans la coloration du lupus et à la présence
de tumeurs gommeuses aux tibias et à la clavicule
du côté droit. Les dénégations de la malade furent
formelles. Je passai outre et instituai, sans mot dire,
un traitement spécifique. Quatre cuillerées du sirop
de Gibert dans quatre verres d'eau de la Bourboule. L'amendement fut si rapide que mon diagnostic était bel et bien confirme; c'était une syphylis tardive greffée sur un sujet scrofuleux. Au
bout d'un mois et demi, la cure des accidents pul-
monaires était complète (je les avais pris d'abord
pour une phthisie caséeuse), et le lupus ne tardait
pas lui-même à se cicatriser. Et ce résultat était
obtenu sans salivation. Cette femme s'est depuis
bien portée, et tous les ans elle suit un traitement
préventif.

J'ai eu depuis bien des occasions d'observer des
syphilis dans ma clientèle rurale. La ville est peu
éloignée, l'aisance est grande chez nos villageois,
et des parties s'organisent assez souvent pour aller
au marché vendre et acheter, et souvent au marché
on a fait emplète de vérole.

La plupart ne nous consultent que tardivement,

la syphilis malheureusement pour eux ne les fait pas souffrir, et ils sont assez peu soigneux d'eux-mêmes, pour négliger comme bouton sans importance, ce qui est un chancre induré ou une plaque muqueuse. Deux fois déjà j'ai vu l'infection d'une famille toute entière résulter de l'ignorance complète des maris, syphilisés sans le savoir ; et, depuis je n'ai jamais hésité à traiter comme syphilitiques, nombre de braves gens qui portaient des accidents secondaires manifestes ; et qui juraient n'avoir jamais été atteints de maladies d'origine vénérienne.

J'avais pris l'habitude d'envoyer mes syphilitique à la Bourboule, où ils suivaient le traitement que je leur avais indiqué ; et tous ont été mis pour longtemps à l'abri des rechûtes.

L'an dernier, pendant la saison, j'ai donné mes soins à quatre syphilisés, trois hommes et une jeune femme âgée de vingt-six ans, contaminée par son mari. Ils étaient porteurs d'accidents secondaires et tertiaires, dont la cure a dépassé toutes mes espérances et surtout les leurs. Le Dr L. Choussy, à qui je parlai de ces merveilleux résultats, me dit avoir de son côté observé beaucoup de faits analogues dont il croyait avoir recueilli les observations qu'il devait me communiquer et qu'il me communiquera sans doute à la première occasion. Il convient de dire comment nous procédons, et pourquoi nous attendons de si beaux succès de notre méthode. Autant nous sommes convaincus que le *traitement spécifique* est absolument indispensable pour combattre les manifestations syphilitiques et croyons qu'il les guérit, autant nous mettons en doute son action curative sur le fond de la maladie elle-même. La vérole a une longue portée, personne ne l'ignore, et le traitement spécifique a pour lui cette ressource admirable de combattre toujours avec le même succès les récidives, mêmes les plus tardives; mais il ne peut en empêcher la réapparition. Ne doit-on pas alors chercher à modifier, dans un sens plus général, le fond de la constitution même, le terrain où s'élabore lentement, longuement après la cure spécifique, ce vieux levain qui sommeille, en attendant qu'il provoque une nouvelle poussée, un retour offensif? N'est-on pas ainsi encouragé, devant cette menace perpétuelle de récidive, à modifier, à tonifier l'organisme par tous les moyens généraux que nous possédons et la cure thermale de la Bourboule en particulier.

Voici une autre considération qui a bien son importance et qu'a signalée le professeur Hardy de Saint-Louis. Il arrive souvent que chez un syphilitique, le mercure, loin d'amender les accidents, ne produise que des résultats fâcheux. Est-ce la faute au mercure? Non. Dans ce cas il faut soupçonner l'influence latente de la scrofule sur laquelle la syphilis s'est greffée. On est en présence du cas appelé par Ricord le scrofulate de vérole. On dirige

alors le traitement contre la scrofule, et quand le
sujet est préparé, on reprend la médication spécifique, qui, cette fois, donne les résultats attendus.
Et, il en est de même, si la syphilis est greffée sur
un sujet dartreux. Les traitements des deux diathèses doivent marcher de concert. C'est en ne
perdant pas de vue ces considérations éminemment
pratiques que nous avons obtenu de si brillants
résultats. Nous avons eu à nous heurter deux fois
contre le refus obstiné de nos clients à reprendre
soit du mercure, soit de l'iodure de potassium. On
avait si bien écœuré leur estomac par de fortes
doses de ces remèdes qu'on augmentait sans cesse
parce qu'ils ne produisaient pas d'effet (et cela sans
améliorer leurs accidents), que je dus m'y prendre
de ruse pour l'un, et l'autre à la fin se laissa con-
vaincre. Le premier était atteint d'une couperose
syphilitique qui le rendait hideux et sous l'influence
du traitement mercuriel il avait vu s'exagérer la
teinte cuivrée et lie de vie de son visage. Il était
parti sans conseil pour la Bourboule. En désespoir
de cause il voulait en essayer, jurant bien qu'à
jamais plus il ne prendrait de mercure. Comme il
n'avait pris le remède que sous forme pilulaire, je
lui prescrivis le sirop dépuratif de Gibert (sans
mercure) qu'il devait prendre trois fois par jour
dans trois verres d'eau pris à la buvette. Il suivit
ma prescription pendant vingt-deux jours, sans
saliver, sans éprouver la moindre douleur d'estomac. Il partit, rappelé par ses affaires, dans un

état d'amélioration tel, que je lui promis une guérison définitive qui ne se fit pas attendre plus d'un
mois. Je l'ai revu à Clermont en novembre, je ne
le reconnus pas au premier abord, tant sa physio-
nomie était transformée !

De l'étude des observations que nous avons faites, nous pouvons dès aujourd'hui affirmer le fait
suivant :

« Les eaux de la Bourboule, prises en même
temps que les médicaments antisyphilitiques, pro-
curent à l'organisme une tolérance très marquée
pour les remèdes, en facilitent l'action altérante et
médicatrice, et précipitent l'évolution régressive
des accidents secondaires et tertiaires. »

Nous demandons qu'on adresse à la Bourboule
les syphilitiques que le mercure et l'iodure de potassium n'ont pu amender. Nous nous proposons
d'écrire l'hiver prochain une brochure ayant pour
titre : *La syphilis et les syphilitiques à la Bourboule*, où nous établirons plus longuement que
nous ne faisons ici la grande curabilité de cette
maladie à nos eaux. Mais nous déclarons bien haut
que c'est en favorisant l'action des spécifiques reconnus que nous obtenons ces cures, et que nous
nous sommes dénié le droit de faire perdre à nos
malades le bénéfice de la médication spécifique,
sous le prétexte de triompher du mal avec l'eau de
la Bourboule seule !

DES CACHEXIES

Nous en avons fini avec les grandes diathèses que l'expérience a reconnues justiciablesde nos eaux. Nous passons les autres sous silence. Elles n'ont rien à gagner ici. Nous arrivons aux cachexies, terme final des diathèses que l'on n'a point combattues et qui ont suivi leur évolution naturelle. Pour beaucoup de médecins, les cachexies seules seraient curables qui ne se trouveraient pas sous la dépendance d'une diathèse ancienne : les cachexies toxiques, par exemple, comprenant les cachexies métalliques, paludéennes et scorbutiques. La raison en est qu'on peut soustrairele cachectique aux causes premières qui ont produit le mal, et qu'on peut le soumettre aux influences hygiéniques qui, leur faisant défaut, auraient provoqué l'éclosion de la maladie.

Quant aux cachexies de cause diathésique, elles seraient tout à fait incurables. Pourquoi ? Parce que les spécifiques ou les médicaments réputés tels n'agissent plus alors sur l'individu, et qu'il n'est

pas en notre pouvoir d'écarter la cause toujours
inhérente à l'individu lui-même. « *Lethalis hæret
arundo.* » Faut-il pour cela renoncer à tout remède, abandonner le malade? Non — parce que la
cochexie ne s'établit pas d'un seul coup, parce que
l'on peut la prévoir; et si l'organisme fléchit sous
les coups répétés de manifestations diathésiques,
le médecin a encore dans la main des armes qui ne
sont pas sans valeur pour relever l'organisme déchu et retarder longtemps encore l'échéance ultime.
Je passe sous silence tous les moyens pharmaceutiques recommandés pour corroborer l'organisme
défaillant. Ils sont bons; mais ce qui prime aujour-
d'hui tous les anciens moyens, c'est l'hydro-thérapie froide et la médication bourboulienne associées
ensemble, et à la station la chose est facile. Elles
amènent la stimulation générale et un commencement de réfection de l'organisme déchu, sans craindre une stimulation trop forte, comme il arrive aux
eaux sulfureuses.

Et c'est parce que nous avons vu de vrais cachectiques s'en retourner de nos thermes pleins de l'espoir *d'y revenir* une autre année; que leur amélioration, n'ait-elle été que passagère, nous encou-
rage à leur offrir cette dernière planche de salut.

CONCLUSION

—

Nous terminerons ce petit livre par quelques ré-
flexions que nous a suggérées la pratique quoti-
dienne des malades depuis quinze années bien ré-
volues, sous des climats bien différents et dans des
classes sociales bien opposées. Rien n'est plus vrai
que l'existence des diathèses, que beaucoup d'esprits trop imbus d'anatomo-pathologie ont essayé
de nier. Rien de plus vrai et de plus à craindre que
leur transmission par l'hérédité et leurs metamor-
phoses dans la descendance par la prédisposition
qu'elles transmettent à la réceptivité des diathèses
nouvelles. Je tiens l'herpétisme pour celle qui, me-
naçant peut-être le moins la vie de l'individu, sème
derrière elle les plus tristes effets. Le syphilitique
est exposé au même titre, et il serait grandement
coupable s'il n'avait toujours l'œil ouvert sur lui-
même, prévenu qu'il doit etre que sa maladie peut
le poursuivre jusqu'à sa vieillesse, et qu'à la première érosion qui se présentera tôt ou tard sur une
muqueuse, il doit revenir au médicament spécifique qui en triomphera toujours. Ne craignez point

la répercussion chez les dartreux, si vous les soumettez longtemps, très longtemps, à l'influence de l'arsenic. En un mot, que tous les diathésiques goutteux, rhumatisants, dartreux, scrofuleux, tuberculeux et syphilitiques ne cessent d'opposer à un mal tenace une persévérance à toute épreuve. Le succès est au bout. Il y a en plus des remèdes, et pour chacune de ces maladies, une hygiène particulière à observer que le médecin prescrira. Que ceux qui viennent à la Bourboule s'habituent à l'idée d'y faire deux ou trois saisons, s'ils veulent absolument guérir. Que dans l'intervalle d'une année à l'autre, ils suivent exactement, sous la surveillance de leur médecin ordinaire, les conseils qu'ils auront reçus à leur départ de la station.

Et nous qui n'avons à la Bourboule d'autre intérèt à ménager que celui de nos malades et de notre situation médicale, nous sommes décidés à contribuer de toutes nos forces et de tous nos moyens au développement de la station. C'est sur un labeur de tous les instants, une surveillance continuelle de nos malades, au besoin une intervention directe dans les applications techniques de l'eau thermale que nous comptons pour obtenir des succès. Des succès thérapeutiques, voilà le nerf de la réputation d'une eau thermale !

Plus que toutes les réclames qui inondent les journaux, plus que toutes les analyses chimiques qu'on ne lit pas, plus que toutes les subtilités, je dirai presque les romans d'une certaine presse hydrologue, elles sont les éléments les plus sûrs d'une solide réputation. Le malade guéri est une preuve vivante, toujours présente, de la valeur de la médication. Et comptez sur ce sentiment de sympathie inhérente à la nature humaine et qui créa la médecine bien longtemps avant Hippocrate. Quand un remède avait guéri d'un mal, on s'empressait d'aller l'écrire sur les murailles du temple d'Epidaure, à l'intention de l'ami inconnu qui n'était autre que le malade à venir. Si le malade guéri par nos eaux trouve sur son chemin quelqu'un qui souffre de sa maladie passée, aucune considération ne lui liera la langue, et il apprendra le chemin des eaux qui l'auront rétabli et délivré de son mal.

Suave est miseris consortes habere malorum; il est doux aux malheureux d'avoir des compagnons d'infortune, disait le poète antique; plus doux encore est le sentiment qui nous porte à délvrer nos semblables des maux qui les affligent.

Nous n'avons rien dit des sites pittoresques du pays. Il nous faudrait un livre pour écrire toutes les impressions qu'ils ont fait naître, et les jolies strophes qu'ils ont inspirées aux cœurs sensibles, aux esprits fins et délicats qui trouvent toujours les grandes inspirations de l'art dans la contemplation de la nature. Pour nous, nous aimons passionnément ce pays, qui du reste nous a vu naître, et que nous croyons fermement un des plus beaux de notre belle France. Ses grands déchirements réveillent à chaque pas le souvenir de la lutte formidable à laquelle les éléments de la nature s'y sont livrés autrefois : je parle du *feu* et de l'*eau*. N'est-il pas admirable qu'après de longs siècles de paix et de calme rétablis, le *feu* et l'*eau* s'associent maintenant pour doter le sol qu'ils avaient si bien bouleversé d'une onde. chaude et vivifiante, apportant aux hommes affaiblis la régénération et le salut.

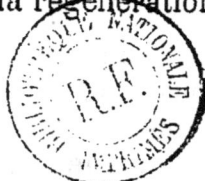

St-Saturnin, près Clermont-Ferrand, 10 avril 1879,

Clermont-Ferrand, imprimerie A. Vigot, rue de la Treille, 14,

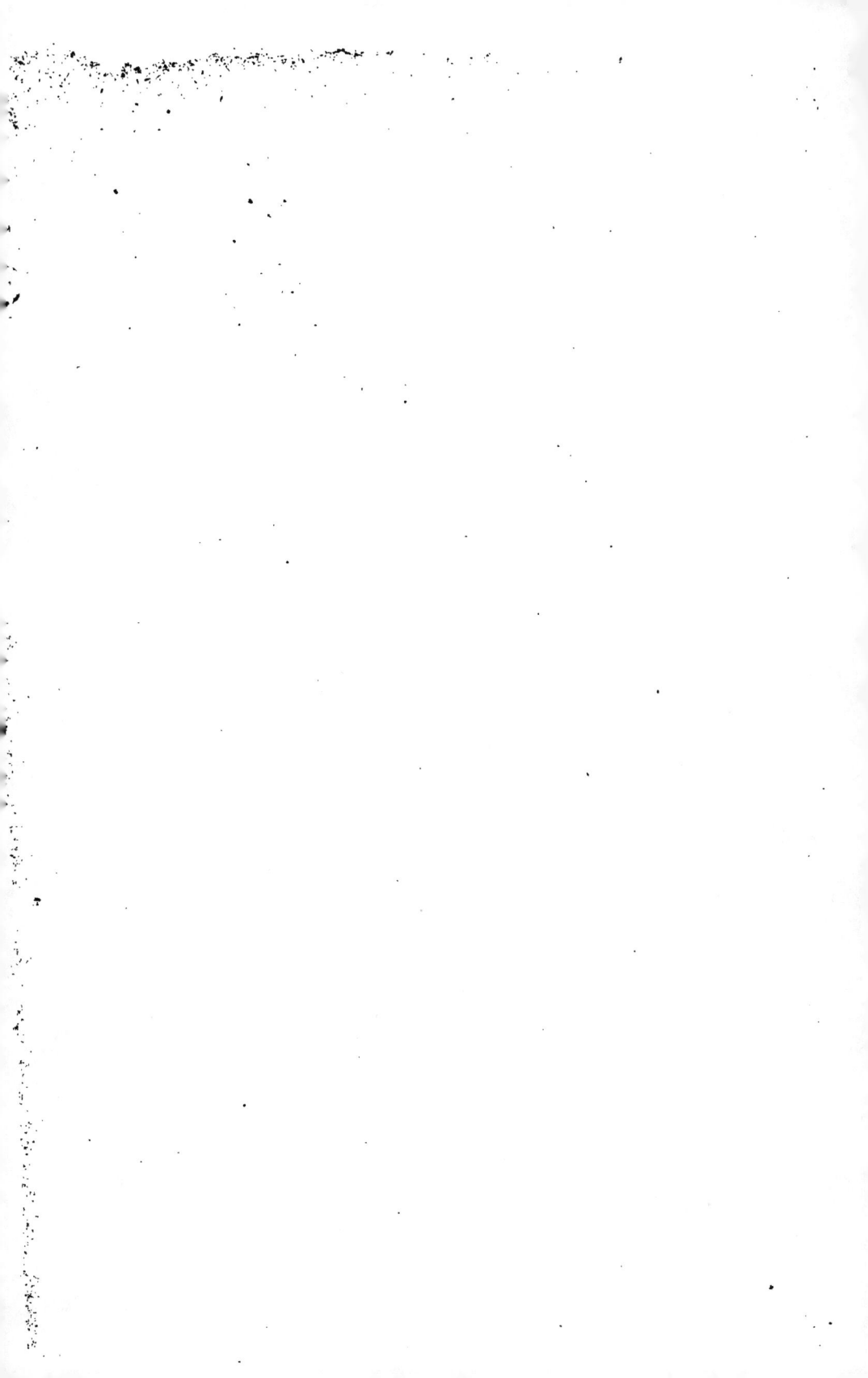